D1666812

DANTE E LA FIBROMIALGIA

Metafora di una Guarigione.

(La mia esperienza personale)

Isabella Ginevra Orsenigo

*A tutti i fibromialgici e alle persone
che soffrono, sarei felice se anche
solo una di loro, trovasse la soluzione
grazie a questo mio libro.*

Immaginati
in piedi al centro di una bellissima strada
panoramica, in fondo
vedi la tua meta,
la guarigione,
goditi il viaggio:
è la vita!

INTRODUZIONE

*Q*uesto libro non nasce programmato o voluto.
Esce dalla mia penna di me convalescente, appena tornata dall'ospedale, per un'operazione.

L'inquietudine e il dolore, vissuti in un altro modo, un modo talmente diverso, che mi ha portato a considerarli come dei momenti di risveglio, in cui ho avuto la possibilità di vedere, con occhi differenti e senza interferenze, tante cose: la mia vita e i miei cambiamenti, ma anche di ricevere, proprio in quei momenti, delle rivelazioni.

E alla luce di queste nuove consapevolezze, nei confronti dei momenti oscuri della vita, non ho potuto non pensare ai miei 11 anni di fibromialgia, e a come tutto quello che ho passato e vissuto, mi abbia inevitabilmente cambiata.

Sono grata a me stessa di questi cambiamenti, senza i quali ora non sarei una ex fibromialgica, ed è quello che tento di spiegare nel libro.

Grazie al cambiamento, la mente ed il corpo devono arrivare a remare nella stessa direzione, e a lavorare insieme per ottenere grandi obiettivi: il mio era di stare di nuovo bene come prima.

Io ora sto bene, e più di prima, e nel libro provo a spiegare come, e lo ridico, perché è importantissimo: senza un cambia-

mento radicale di me stessa, soprattutto a livello mentale, non avrei mai potuto godere del benessere fisico che posseggo ora.

Non esiste la pillola magica, ma nemmeno il protocollo magico, senza cambiamento, ora ne sono certa, perché guardandomi indietro, vedo tutto con chiarezza e lucidità.

Quando si sta male questa cosa è molto difficile da capire e da credere, ma non opponetevi al cambiamento, non rifiutatelo come idea…..per me è l'unico modo, è l'unica magia!

Ho sempre creduto nel potere della mente.

Con questo non intendo dire assolutamente che malattie come la fibromialgia, la vulvodinia o l'endometriosi, malattie che colpiscono soprattutto le donne, malattie di cui non si parla e che pochi conoscono, sono mentali; ma che vengono mantenute in essere dalla mente e perfino aggravate dalla stessa, assolutamente SI; ovviamente a livello inconscio, anche se la persona che soffre, a livello conscio, è convinta davvero di voler guarire.

Peccato che il conscio è il 5 % e l'inconscio il restante 95%.

Quindi il punto è voler guarire veramente con ogni cellula del nostro corpo, di non voler capire le cose con la mente ma con il cuore, di non prendersi mai troppo sul serio, e di buttare le cose sul ridere proprio quando diventa molto difficile sopportarle. Se non servirà a guarire, sicuramente vi farà stare meglio!!!!

Solo una volta recisi i legami che vi tengono legati al dolore, sarete liberi di "guarire" attraverso protocolli mirati; io vi indico il mio percorso, ma siamo tutti diversi, prendetelo come spunto o seguitelo alla lettera....sono sicura che vi potrà aprire nuove porte o conoscenze che vi faranno bene......

La cosa più importante che vorrei lasciare al lettore, è la speranza che si può farcela, si può uscire da tanto dolore e tornare a stare bene come prima o più di prima, ma ricordate che i protocolli funzionano solo se avete tagliato il cordone inconscio che vi tiene legati in qualche modo al dolore; esso non è qualcosa di negativo in sé ma anzi è il primo stadio della guarigione.

Risvegliata dall'anestesia, col mal di pancia da morire per l'operazione appena fatta, mentre sobbalzavo sul lettino per il freddo, da dopo anestesia, ho sentito una voce nella mia mente:

ORA NON PUOI PENSARE NE' AL PASSATO NE' AL FUTURO, ORA SEI NEL QUI E ORA, NEL MOMENTO PRESENTE, GRAZIE A QUESTO DOLORE, GRAZIE A ME!

Non me lo dimenticherò mai più.

Di certo terrò ben presente questo insegnamento, in modo da imparare a vivere nel momento presente, e a godermi la vita senza che il dolore debba tornare in mio soccorso, per farmi provare che è possibile essere solo qui in questo momento....ma a modo suo e grazie al suo aiuto!

Cambiare quindi la prospettiva che abbiamo sul dolore e sulla malattia, è il requisito essenziale per sperimentare la "guarigione".

Inferno

‘Nel mezzo del cammin di nostra vita
mi ritrovai per una selva oscura,
che la via diritta era smarrita.
Ah quanto a dir qual' era è cosa dura
esta selvaggia selva e aspra e forte
che nel pensier rinova la paura.”

Dante incipit Inferno

CAPITOLO 1

Quella mattina di Gennaio del 2009 mi sei venuta a trovare. Non ti aspettavo perché non ti avevo invitata.

Mi alzo dal letto e volo per terra. Non riesco né a muovermi né ad alzarmi. Le braccia e le gambe non hanno più forza e il dolore è spaventoso. Guardo da terra intorno a me e penso:

"Oddio che succede!!!!!"

Per fortuna mia, essendo la fibromialgia, partita da reumatismi acuti, sono stata da subito assistita da un reumatologo anziano e di rara sensibilità, che sembrava Babbo Natale, e che, all'inizio mi sembrava davvero lui, visti gli effetti magici del cortisone: a volte vedevo anche l'Aurora Boreale!!!!!! Poi però un giorno il trattamento dovette finire e mi dissero:

"Hai la fibromialgia: malattia cronica, dolorosa, invalidante e senza cura".

Ho pensato:

"Come sempre…. quando mai ho avuto qualcosa che passa?".

Così, tornata a casa dalla visita, vedo com'è la mia nuova vita: un inferno.

'*Per me si va ne la città dolente,*
per me si va ne l'etterno dolore,
per me si va tra la perduta gente.
Giustizia mosse il mio alto fattore;
fecemi la divina podestate,
la somma sapienza e l'primo amore.
Dinanzi a me non fuor cose create
se non etterne, e io etterno duro.
Lasciate ogni speranza
o voi ch'intrate.

CAPITOLO 2

I sintomi sono almeno 100, ma non starò qui ad elencarli, chi li ha purtroppo li conosce, gli altri li possono cercare su Google, e vi invito a farlo perché sembra davvero una punizione divina; nella prima fase poi la malattia è più cattiva perché di fatto la si combatte e ci si oppone a lei e lei in risposta è più crudele.

Passavo le mie giornate seduta sul balcone ad aspettare la morte, come diceva Mirtilla Malcontenta in Harry Potter, perché non capivo cosa mi stesse succedendo, ero confusa, poteva succedermi di tutto. Ero in preda a dolori atroci, contratture, stiramenti e parestesie, tanto da muovermi da sola senza volerlo. Cercavo di tenere la casa in modo dignitoso e poi alle 18.00 ero già a letto, stesa, devastata dalla stanchezza; sperando di addormentarmi e di non svegliarmi più, mai più.

Perché anche mentre dormi hai male, a tutto, alla parte sotto del corpo, quella che tocca il materasso, che ti sembra di cemento e chiodi, alla parte sopra, anche se hai addosso solo un leggero lenzuolino estivo, che ti pesa su ogni millimetro della pelle, come se dovesse schiacciarti sempre più giù….fino a farti affogare nelle morbide coltri, che immagini ormai solo come sabbie mobili urticanti.

Non ho mai pensato: "perché a me" o "non è giusto", forse il primo e costante pensiero iniziale è stato:

"Da questa cosa non ne esco e se così fosse mi uccido. Non ho nemmeno 40 anni e non posso pensare di farne così altri 40."

Vedevo il mio corpo trafitto da fulmini che mi davano la scossa, tagliato a solchi come la terra sotto l'aratro, quando qualcuno mi sfiorava, bloccato nella plastica da cucina trasparente, perché le forze che ti imprigionano non sono visibili e conosciute, ma sono invisibili, potenti e crudeli e tu diventi intoccabile.

Tu vuoi fare una cosa ma la forza non c'è più. La tua mente farebbe un sacco di cose ma tu non la puoi più seguire. Anche sollevare il bicchiere dell'acqua diventa impossibile: a fatica con due mani ci riesci….ma è meglio una cannuccia!

Ma da fuori nulla traspare e nessuno ti capisce!

Sei come sempre, a livello esteriore, e nessuno può immaginare come ti senti dentro: in frantumi, stanca, sola, piccola e disperata.

Cominci a fingere per non perdere gli amici, gli amori e gli affetti, questa è la più grande paura, già ti senti così sola, non puoi immaginare che ti abbandonino anche loro…..visto che molti l'hanno anche fatto, perché non hanno capito che, tutte le volte che non uscivi e paccavi all'ultimo, stavi davvero male…..e questa paura ti logora dentro….oltre al non essere capita ovviamente.

Vorresti fare cambio con un'altra malattia anche grave, ma dove almeno ricevi la comprensione, la pietà o qualcosa d'altro da qualcuno, perché noi non riceviamo nulla.

Del resto non si vede da fuori…..come fanno a crederti?????

Quando non ne puoi più dichiari:

"Sto male!"

e ti prendi un antinfiammatorio che ti darà respiro, ma solo per qualche ora, e non del tutto. Tu ti aspetti:

"Mi capiranno……."

NO sfilza di banalità:

"Hai preso freddo?

Anch'io oggi mi sento tutta un dolore……

Riposa un po' che magari ti passa….."

E non vado avanti perché mi incazzo ancora!!!!!!!!!!!!

Peccato che quando prendi l'antidolorifico, il dolore è di quelli: mi ha appena tirato sotto un treno, perché non ho guardato mentre attraversavo sui binari…..o tipo Willie il Coyote, che sempre lo stesso treno se lo prende diretto in faccia.

E tutto questo ahimè….anche se sei la persona

più buona del mondo, lo auguri, almeno per un giorno, a tutti quelli che ora ti stanno dando i loro saggi consigli, senza minimamente sapere di cosa stanno parlando.

Inevitabilmente ti isoli perché molto, troppo, tutto, ti fa male, ti fa soffrire e ti ferisce nel corpo e nell'animo. Mangiare, bere, camminare, dormire, parlare: vivere.

Guardi la tua vita, che già prima non era certo esente da problematiche, e non sai più dov'è finita.

Sei nel loop:

ISOLAMENTO – RECITAZIONE – TENTO DI FARMI CAPIRE MA È IMPOSSIBILE – DISPERAZIONE.

Pensi che nulla sarà mai più come prima e sei sempre più arrabbiata e impaurita.

Anche perché non c'è solo il dolore, come se non bastasse già, questo è Ramazzotti vero???, ma anche la stanchezza cronica e la confusione mentale la famosa fibro fog.

La stanchezza è indescrivibile: è come se non dormissi da anni, fai fatica a fare qualsiasi cosa, anche la più banale e ovvia della vita di tutti i giorni, e questo ti avvilisce....

e TU, che tornavi dal Supermercato con mille sacchetti, come minimo, stracolmi di spesa, che tenevi in equilibrio anche sul mignolo, TU, che non ti stancavi mai e che potevi ballare notti intere, TU, che sei sempre stata lodata da tutti per la tua resistenza fisica agli sforzi, non la solita donna fragile che solleva al massimo il beauty della cosmesi, quella lì che eri TU, ora a malapena sollevi la forchetta per mangiare.

E non ti riconosci più! E questo ti provoca smarrimento e terrore!!!! Non sai più chi sei!!!!!!

Ricordo ancora le mani che si bloccavano in certe posizioni, il dolore nelle dita e l'impossibilità di tenere in mano le cose, anche le più leggere, come il sacchettino giornaliero dell'umido.

E così anche la mia bella grafia, dalle Suore tanto lodata, se ne è andata….era impossibile tenere in mano una penna o comunque produrre qualcosa di leggibile…..quante penne ho tirato dal nervoso urlando per la frustrazione!!!!!!

Ultima, ma non meno invalidante, la confusione. È come se ti avessero drogato, non capisci chi ti parla, non riesci ad esprimerti, perché non ti vengono le parole, o non te le ricordi, o le storpi addirittura, fai fatica a concentrarti su tutto.

A 12 anni ho letto il "De Bello Gallico" di Giulio Cesare e ora mi ritrovavo che non riuscivo più a leggere nemmeno un volantino.

Come si fa a leggere e a non capire??? Ho sempre letto di tutto, e cose impossibili a molti, e ora…. contemplavo la pagina basita e al fondo constatavo….:

"Non ho capito nulla" BOH

La paura cresceva, la mia vita andava in pezzi, LEI si stava portando via tutto, anche le mie passioni.

Mi ricordo le sere in camera, con la luce soffusa, a non riconoscere nemmeno più casa mia, a vedere solo quella parte di stanza in cui riuscivo a stare sdraiata, dopo aver lasciato mio marito sul divano, in sala da solo.

E io di là da sola con il mio micio, solo le sue fusa di conforto, sola, SOLA, con il desiderio di essere abbracciata, amata, coccolata, guardi verso la porta e speri che lui venga ma poi realizzi….meglio se si è addormentato.

Sai cos'è per te un abbraccio, è come se una tenaglia gigante ti stritolasse, per poi lasciarti in mille pezzi, come se tu fossi un fragile cigno di Murano, perché la tua elasticità è quella……quella del cristallo!

E allora forse è meglio non ricevere quelle coccole che tanto desideri perché ti farebbero tanto male.

Certo, a volte resisti, vuoi affetto, e ti metti anche nei panni di tuo marito e allora RECITI, FINGI di non sentire il dolore, che ti provoca l'AMORE.

Era il 2009, eravamo "pazzi", solo pochi medici credevano alle nostre storie di disperazione ma tanto, credute o no, le soluzioni non c'erano….e se c'erano non sapevo dove andare a cercarle.

Purgatorio

'*Per correr miglior acque alza la vela omani la navicella del mio ingegno, che lascia dietro a sé mar si crudele; e canterò di quel secondo regno dove l'umano spirito si purga e di salire al ciel diventa degno.*"

Dante incipit Purgatorio

CAPITOLO 3

Dante attraversa l'inferno con la sua guida Virgilio. Noi il nostro Inferno lo dobbiamo attraversare da sole, lo dobbiamo comprendere e capire e, dopo un comprensibile stato di rassegnazione, lo dobbiamo accettare.

Quando ho cominciato a pensare e a credere sinceramente:

"Sarà sempre così" "Va bene così, mi arrendo…. cosa ci posso fare",

sentito sinceramente e col cuore…..allora qualcosa è finalmente cambiato.

I sintomi sono diventati meno cattivi, era come se il mio corpo dicesse:

"FINALMENTE ORA MI ASCOLTI
E ALLORA IO SMETTO DI URLARE".

La forza della Vita, l'Intelligenza dell'Universo, Dio, la Suprema Ragione, quello in cui Tu lettore che leggi, credi, si è smosso dentro di me e mi ha dato un cenno di speranza.

La speranza mi ha portato direttamente all'azione. La speranza senza azione non serve a nulla, come una speranza non sincera non serve a nulla…..è come la Fede o si crede o non si crede…..eppure, a sentire, tutti sperano…. ma dal loro tono di voce direi proprio di no.

DEVI CREDERE CHE QUELLO CHE DE-SIDERI È POSSIBILE ALTRIMENTI NON LO SARÀ MAI.

Credo che i miracoli avvengano sempre un po' per caso e un po' perché tu stai cercando proprio quel miracolo…….

Di certo è fondamentale l'atteggiamento e la volontà: sono diventata come un Marine, forza, disciplina e concentrazione sull'obiettivo, nulla mi distrae da esso.

Se ne esce solo se si è disposti a fare di tutto, a rinunciare a tutto quello a cui è necessario rinuncia-re, senza raccontare palle agli altri ma in primis a se stessi. Del tipo:

"Fumo, ma non credo che incida più di tanto…. non è quello…."

Bhè intanto smetti e poi….guardiamoci nelle palle degli occhi fumi e basta? Cosa mangi??? Cosa pen-si???

Altra cosa fondamentale è essere disposti a spe-rimentare, essere aperti un po' a tutto, non avere pregiudizi e non pensare mai che hai già provato tutto perché, anche se fosse vero, e molte volte lo è, magari non erano le cose giuste, magari non era il momento giusto, magari non eri pronta ad attuare il cambiamento necessario a guarire.

Ippocrate nel 400 DC diceva:

*P*rima di guarire qualcuno,
  chiedigli se è disposto a rinunciare
alle cose che lo hanno fatto ammalare.

CAPITOLO 4

E tu che mi leggi, sei disposta a rinunciare a tutto?

Molte volte il legame che ci lega alla sofferenza è molto profondo e ben radicato, quasi come un parente che ci spiace abbandonare….sembra assurdo ma è così. E poi siamo abituate così e cambiare non è facile ma è necessario ed indispensabile.

Purtroppo anche nelle malattie più crudeli c'è chi trae un beneficio dall'essere malato. So che sono cose difficili da sentire quando si sta tanto male, ma l'ho provato su di me e ho imparato a vederlo anche nelle altre persone. La malattia in qualche modo dà delle cose a cui a volte non si riesce a rinunciare e si è talmente abituati, da non vedere quello che ci sta togliendo.

Solo chi mette in discussione completamente tutto, di se stessa e della sua vita, potrà raggiungere il benessere e lasciarsi alle spalle così tanto dolore, arrivando quindi ad avere una nuova vita nel vero senso della parola, e capirà che la via che stava percorrendo non era poi così "diritta" come credeva.

A volte rifletto e penso a quanto sia triste che l'essere umano cominci ad apprezzare le cose belle della vita e della natura solo quando: o ha perso tutto o sta per morire e quindi sta per perdere ogni cosa o quando, dopo aver attraversato il vero dolore, impara a vivere nel momento presente:

IL QUI E ORA.

Credo che questi siano gli unici momenti di lucidità in una vita di sonno.

Ma non sarebbe meglio capirlo prima? Non sarebbe meglio cambiare quando sei ancora in salute?

Le persone "normali" infatti corrono tutta la vita in modo quasi incosciente e la loro mente, mentre vivono questa vita distratta, è "disturbata" da traumi del passato o da preoccupazioni sul futuro....e in una vita così non c'è spazio per il QUI ED ORA ma nemmeno per la qualità della vita.

Solo il dolore ti riporta veramente qui, perché quando ce l'hai, non hai modo di viaggiare nel tempo. Sei qui e basta.

Già imparare ad essere qui e basta nel dolore è una grande cosa.

E una volta che impari noterai cose che prima non notavi, apprezzerai piccoli gesti ed emozioni autentiche, non ti accontenterai più della superficialità e della banalità di molte persone, non avrai più la verità su tutto e non giudicherai più.

Sarai una persona diversa che crea un mondo diverso intorno a sé ma in primis dentro di sé.

La salute, quello che deve essere l'unico e ben chiaro obiettivo di ogni individuo che non sta bene, la si raggiunge solo grazie all'Amore.

La prima cosa da imparare è imparare ad amarsi senza limiti, accettarsi per come si è veramente, capire chi sei veramente, affermare chi sei veramente, perdonarsi del male che ci siamo inflitte fino ad ora e smettere di dare la colpa agli altri dei nostri problemi o delle nostre sofferenze.

Io posso risolvere solo ciò che mi pertiene, se continuo a pensare che il "male" viene da altri, come posso trasformarlo in qualcosa di meno doloroso per poi trasmutarlo in qualcosa di assolutamente diverso fino addirittura ad arrivare a guardarlo con altri occhi e magari perfino a trarne un insegnamento di vita o a vederlo come una nuova opportunità?

Quel che è stato è stato, il passato non si cambia, MA TU PUOI CAMBIARE IL TUO FUTURO,

magari proprio grazie a quella brutta cosa che ti è successa.

In questi giorni ho sentito una frase bellissima: SE C'ERA UN LIMITE, LO SCOPRIRO' SOLO GUARDANDO INDIETRO.

Se chi l'ha scritta mi denuncia per plagio scoprirò chi è……ma la trovo così vera che non potevo non metterla!!! Se ci sono i limiti e le difficoltà è perché li possiamo superare….altrimenti non ci verrebbero dati…direbbero le nonne cattoliche, e anche con loro mi sento in piena sintonia!

CAVOLO……siamo già nel bel mezzo del Purgatorio e ho dimenticato Virgilio!!!!!!!!!!!

LA CHIROPRATICA
E UN NUOVO APPROCCIO
ALLA VITA

CAPITOLO 5

Anche Virgilio, il mio, non era stato invitato.......

Era Agosto e morivo dal mal di testa, il mio chiropratico di fiducia era in vacanza. Una cosa inaudita!!!!!! Che scottatura lo incolga!!!!! Retroattivamente!!!!

Beh lo incontro, non ha né la tunica né la coroncina in testa, sembra più un ingegnere secchione che lavora in Google sede Usa.

Lo guardo con diffidenza.

Del mal di testa nemmeno gli interessa, mi cazzia subito per la pancia, il che non me lo rende proprio simpatico sin dall'inizio, (mi vedi e mi cazzi, non si fa dai) e dice che il mio sistema corpo non va assolutamente bene e che il mal di testa è l'ultimo dei miei problemi.

Io, che seguo conferenze di geopolitica, posso assicurare che da anni ormai nemmeno il sistema Italia va bene....ma politici ed economisti fanno molte meno storie. E io comincio a visualizzarlo con la parrucca bianca come la sig.ra Lagarde. (Presidente della Banca centrale Europea).

Tornando alla visita, quasi mi bistratta, così mi

sento io, mi lascia allibita, è come se fosse colpa mia, quasi mi offendo visto che è una vita che cerco di curarmi in qualche modo……

IO STO MALE !!!!!!!!!

E arriva questo qui e mi tratta così. Mi propone un suo protocollo e mi dice che starò meglio se lo seguo.

Esco e penso:

"Ma nemmeno morta". "E comunque vediamo se mi fai passare il mal di testa".

Nei giorni seguenti mi passano i sentimenti negativi verso di lui, comincio a pensare che abbia capito come scuotermi, comincio a pensare che se è così, in 15 minuti ha capito il mio carattere e la mia personalità, "però" penso "mica male".

In effetti mi ha lanciato una sfida, il dado è tratto, attraverso il Rubicone.

Comincio il protocollo e i trattamenti, lui c'è sempre, io mi impegno al massimo e i risultati arrivano prestissimo.

Il protocollo che ora andrò a spiegare viene più o meno dato da molti professionisti per la fibromialgia, ma anche per molte altre malattie che nulla hanno a che fare. Preciso che deve essere personalizzato e unito a dei trattamenti particolari che ti mettano in grado di evolvere e di fare in modo che il tuo corpo ricominci a funzionare.

Per me non esiste protocollo senza trattamenti,

ma come trattamenti senza protocollo, ma questa è la mia opinione ed esperienza....Sottolineo!

Virgilio sa vedere a chi gli si rivolge cosa gli serve esattamente, quindi io vi racconterò, per quello che mi riuscirà di raccontare, quello che io ho fatto con lui come percorso; ma so che ad ognuno di voi che si possa rivolgere a lui, il percorso potrebbe essere uguale o totalmente differente, perché siamo tutti unici e questa nostra unicità va assolutamente presa in considerazione per avere anche solo un minimo beneficio.

Ippocrate diceva:

"Fa che il cibo sia il tuo primo medicamento".

CAPITOLO 6

STEP 1 quella bruttissima parola: DIETA.

In particolare dieta proteica che esclude del tutto carboidrati latticini e zuccheri e include solo, oltre alle proteine la frutta e la verdura. Bene mi vedo sin da subito spacciata: sono vegetariana da quando ho 25 anni. Era tutto quello che mangiavo. VIA!!! Tornare a mangiare carne è stato un vero problema etico, ho sofferto tanto, ma immediatamente ho visto il beneficio.

I primi tempi però sono stati durissimi, direi i primi 6 mesi. Oscilli tra astinenza da pizza e depressione da mancanza di cioccolato, di notte sogni i gianduiotti, quando hai fame ti fai le tisane….è dura…ma vedi i risultati…..resisti.

Per me è stata davvero la cosa più dura….di tutto!

Vedevo un panettiere e mio marito mi si parava davanti per impedirmi l'ingresso, e io lo odiavo profondamente ma sapevo che lo faceva per il mio bene. Lo faceva sempre per il mio bene anche, quando davanti al focacciaio più buono di tutta la Liguria, dove lui entrava ed usciva gongolante con una sleppa di focaccia in mano, che non sarebbe entrata nemmeno in bocca ad uno squalo bianco, mi diceva:

"Guarda non è poi così tanto buona, non ne vale la pena!!!"

Qui le scelte sono due: o fingi di credergli e ti metti il cuore in pace o lo mandi a fan culo per sfogarti ma….

Basta che resisti!!!!!!!

Un alleato che ti aiuti nel mantenere la dieta è fondamentale anche perché al di fuori delle mura domestiche, sarà una vera e propria giungla. Tutti preoccupati: che non mangi abbastanza a parer loro, dei tuoi valori del sangue, dal ferro al calcio passando per il magnesio, della depressione che potrebbe venirti poi, perché è ovvio che ti viene, guarda che vita triste che fai, e tu a dover difendere il fatto che non mangi le cose che vorresti e che ti piacciono un casino, ma che non le mangi per stare bene, ma che poi a loro cazzo gliene frega se ti deprimi…!!!!!!

E poi arrivano quelli del:

MA PERCHÈ NON SGARRI STASERA?

Quelli io li adoro….Ma in onore loro, della loro cucina che è pari a quella di Cracco….o di cosa????
Ma secondo voi la offrirebbero una torta ad un diabetico?

Comunque ho capito una cosa: per le persone che mangiano tutto avere a tavola uno che è a dieta è un grosso problema….non ho ancora capito perché, ma è una cosa che vivono in modo molto serio e grave….fregatevene….poi siete voi quelle che oltre a passare la notte sul wc il giorno dopo siete piene di dolori…..

NON NE VALE LA PENA QUINDI IL PUNTO È UNO: RESISTERE!!!!!!!

E non fatevi intenerire da quelli che piagnucolano o fanno le vocine, non muoiono se non mangiate la loro pasta al forno…..immaginateli come il serpente sul ramo che tenta Eva con la mela, si è intenerita perché era donna ed era buona, ma poi quanti casini per una mela…….

Io ho resistito un anno senza strappi e adesso, quando ho voglia, magari una volta a settimana, mangio quello che voglio e non ne pago nemmeno più le conseguenze, ma ormai sono sei anni di dieta, che farò a vita e non mi pesa nemmeno più come prima.

Ormai il mangiar sano fa parte di me perché so cosa vuol dire nutrirmi in modo serio e quindi, se uno mi rompe, evito di mangiarci insieme o invento palle quali allergie gravissime che portano a morte improvvisa.

Ma il consiglio più importante che mi sento di darvi è: frequentate persone che vi rispettano, che se una cosa vi fa male non insistono e che hanno piacere a farvi quelle due cose semplici che potete mangiare…..questo stile di vita ha il grandissimo pregio che fa da selezione alle persone che si frequentano!!!! Lo si capisce dopo ma lo si capisce!!!

CAPITOLO 7

STEP 2. Gli impagabili trattamenti chiropratici di Virgilio.

A quanto ho capito, da Dante alle prime armi, se la postura è in linea e si sbloccano le tensioni e di conseguenza l'energia in esse bloccata, il sistema nervoso funziona meglio e l'energia vitale è in grado di autoguarirci come è previsto dalla Natura.

E più vai avanti, più il tuo corpo risponde ai trattamenti, e tu l'energia la senti, come anche ti senti più leggera, più sprint, più veloce, più concentrata, torni a casa contenta…..senti che dal tuo corpo è stato tolto qualcosa che lo frenava, e tu riprendi la tua vita e vai avanti, poi ti rifreni, e lui ti ri-sblocca, e allora sta a te capire perché lì, cosa c'è lì, cosa rappresenta quella tensione, ma non a capire razionalmente con la mente ma con il cuore, e più energia avrai, più capirai e più funzionerai meglio… di conseguenza anche la tua vita a livello di salute migliorerà perché tu sarai pieno di energia.

Capirai anche che la fibromialgia non esiste perché è un insieme di sintomi, ma togliendole il nome che le è stato dato, vedrai che con più energia va via anche lei, perché è solo un'etichetta scomoda, che ti impedisce di pensare in positivo e di fare progressi e di trovare reali soluzioni. Del resto se ti è stato detto che non ci sono....

COME FAI TU POVERO TAPINO

A TROVARLE?

SEMPLICE TU NON SEI LA FIBROMIAL-GIA,

MA MOLTO DI PIU'.

E già il fatto di rifiutare quell'etichetta, e il conseguente modo di pensare da malata, ti farà trovare tante strade da percorrere per stare bene.

Io ho fiducia che il mio corpo sia nato perfetto e che sia stato progettato per guarirsi da solo in un ipotetico stato di natura pertanto, se messo nelle condizioni giuste, dalla vita che conduciamo alle terapie che facciamo, sono certa che lui (il corpo) non vedrà l'ora di darmi ragione. Lo devo solo mettere nelle condizioni di farlo. Tutto qui. Poi certo c'è anche la morte...ma quello è un altro discorso un po' più complesso.

CAPITOLO 8

STEP 3 LA DEPURAZIONE.

La depurazione è fondamentale poiché nel tessuto connettivo si depositano le tossine, che causano i dolori, e non si depositano solo lì ovviamente. Tossine che le nostre cellule non riescono a smaltire, il più delle volte a causa di una matrice cellulare colma di schifezze. È un lavoro che un corpo sano, non intossicato come il nostro, fa senza problemi, ma ad un certo punto non ce la fa più e lì cominciano i problemi.

Questo punto ha un' importanza che nemmeno immagini ed i modi per depurarsi sono davvero vari, ne tratterò alcuni.

All'inizio Virgilio mi diede la Chlorella e la Spirulina (alghe) che prendo sempre, ma ovviamente non potete fare da soli, dovete sempre essere seguiti, quello che vi dico io è stata la mia esperienza, voi avrete la vostra e con il vostro professionista sceglierete la strada migliore per voi, io vi faccio i nomi anche dei prodotti che uso, in modo che possiate chiedere se anche a voi potrebbero farvi bene e non male, ma non prendete mai nulla da sole!!!!

Ora torniamo al corpo pieno di tossine, metalli

pesanti e oligoelementi in disequilibrio, come fa a funzionare bene?

È impossibile, nel minore dei casi avrete intolleranze, allergie, problemi vari e generici, nel caso di cui stiamo parlando la fibromialgia.

Immagina ora la tua cellula che va a buttare la spazzatura dopo cena, trova tutti i bidoni nella matrice extracellulare già stracolmi, e intorno per terra altra immondizia, è palese che vive in un quartiere degradato, e cosa fa la cellula ben educata????? Si tiene l'immondizia dentro di sé.

Peccato che il quartiere degradato è il tuo corpo, ora, e la tua cellula, per funzionare bene, ha necessità di comunicare in modo efficiente con le altre cellule.

Tu comunichi bene quando hai mal di pancia, mal di testa e ti viene da vomitare? Non credo.

Di conseguenza è molto importante pianificare un buon piano di disintossicazione di cellule e matrice extracellulare con un professionista.

Vi sono molte terapie che lo fanno, tutte le volte che vi sottoponete ad un trattamento.

Se al momento non avete ancora la terapia che fa per voi, vi potrebbero essere di aiuto le alghe ed i bagni caldi con i Sali di Epsom, che consentono la depurazione dalle tossine attraverso i liquidi ed i solidi che espelliamo quotidianamente, le prime, e il sudore i secondi, di cui vi parlerò a breve.

Ovviamente, se anche vi parlo di cercare terapie o trattamenti per evolvere ulteriormente o scoprire nuove cose, i trattamenti di Virgilio, vorrei fosse chiaro, per me sono stati e saranno sempre imprescindibili.

CAPITOLO 9

STEP 4 BAGNI CALDI

Bagni caldi di almeno un'ora con i Sali di Epsom, ovvero del Mar Morto, che distendono, rilassano, leniscono i dolori e di conseguenza fanno anche dormire meglio.

Una buona pratica di bagni può davvero cambiare la vita.

Per molte di voi, visto che di solito i fibromialgici soffrono il freddo, sarà anche una pratica piacevole; per me, mi viene da ridere, che nemmeno nelle malattie sono normale, è stato un calvario.

Soffro il caldo al di sopra dei 19 gradi, non parlo più perché soffro troppo, sono solita fare i bagni negli oceani d'inverno.....ed eccomi entrare nella bella vasca fumante per ben cinque anni tutte le sere.

E quando dico tutte dico tutte.

Serviva e l'ho fatto. Quando le cose si devono fare credo che l'indulgenza verso se stessi vada abolita.

È molto importante fare i bagni, chi non ha la vasca trovi un modo. Sono molto efficaci contro i dolori.

Per ovviare alla sofferenza (per il caldo) ho cominciato ad usare il bagno come mio ufficio personale, a trovarmi un'oretta tutta mia in cui starmene nella luce soffusa della lampada di sale, a rimirare i riflessi dell'acqua o al telefono con le amiche. Magari anche loro dal bagno!!!!!!!

È importante farsi piacere le cure finchè sono necessarie e....fondamentale non dire mai:

"NON HO TEMPO."

Se non hai tempo per te stessa non starai mai bene e forse anche un po' per questo ti sei ammalata. Questo tempo che ti dedichi è per te e per la tua salute.

Parte essenziale della guarigione è avere tempo per se stesse senza sentirsi né in dovere né in colpa verso qualcosa o qualcuno.

Sei tu al centro della tua vita e solo rimettendoti al primo posto, che è quello che meriti, riavrai la tua salute.

Ma del resto preparati,

VOGLIO ESSERE STRONZA:

A COSA TI HA PORTATO

COMPORTARTI DIVERSAMENTE?????

Non dico non esserci per gli altri, non è questo il senso del discorso, ma l'energia che abbiamo non è illimitata, e troppe volte la si spreca nel vero senso della parola, ad esempio con le preoccupazioni inutili, nelle quali, anche se ci preoccupiamo, nulla cambia.

Magari agiamo più per tacitare i sensi di colpa e del dovere che non per essere utili sul serio agli altri.

Solo una persona sana e forte può davvero aiutare un'altra persona in modo efficace e poi....aggiungo io....Visto che non ti sarai sfinita o distrutta per fare un favore, aiuterai volentieri, spontaneamente e senza volere nulla in cambio perché, per farlo, non avrai rinunciato ad una parte di te, che sia fisica od emotiva.

Inoltre vorrei sfatare i miti su questi "sensi" che sono considerati così nobili:

il senso di colpa vuol dire avere un ego smisurato, come se tutto quello che succede agli altri dipenda o no da te o dalle tue azioni od omissioni, e mi sembra davvero troppo;

già capisco un po' di più il senso del dovere, ma molto limitato poiché, se usati anche inconsapevolmente, questi "sensi" possono legare a noi in modo dipendente e anche "malato" le persone.....

Se noi ci siamo sempre, le persone senza di noi poi come fanno?

E noi ci sentiamo più grandi, più validi.....Ma è davvero così o abbiamo privato gli altri della loro libertà e del camminare sulle proprie gambe? E del fare della loro vita quello che vogliono davvero?????

Oddio eravamo ai bagni......passiamo al prossimo step.

CAPITOLO 10

STEP 5 LA RESPIRAZIONE
Praticare mattina e sera almeno 8 minuti di respirazione, quella classica con la pancia, cercando di rilassarsi e di non pensare a nulla. Quindi è utile usare il timer della cucina per evitare di guardare l'ora ogni 2 secondi.

Io ho scoperto che di fatto non respiravo e che passavo le giornate in apnea.

Il respiro è vita nel vero senso della parola e dovremmo ricordarcelo ogni tanto.

Eppure gli diamo così poca importanza!!!!

Respirare rilassa, abbassa la pressione, soprattutto se l'espirazione è più lunga dell'inspirazione, è utile quando si è in ansia e si è preoccupati.

La classica respirazione da me praticata che mi ha insegnato Virgilio è: inspiro e gonfio la pancia, mi fermo, conto fino a 3, espiro a lungo e con calma e svuoto la pancia, mi fermo e conto fino a 3. L'ideale è non concentrarsi su nulla e farlo....pian piano si diventa bravi, pian piano non si pensa più alla spesa, alle cose da fare dopo, al dentista da prenotare, e il respirare diventerà un momento rigenerante per corpo e mente.

Ovviamente si possono fare anche più di 8 minuti, se si ha tempo e voglia, e allora si potrebbe immaginare aria bianca o dorata che entra dal centro della testa, apportando nutrimento ed energia pulita in ogni cellula del nostro corpo con l'inspirazione, mentre, con l'espirazione, si può immaginare un'energia sporca e piena di tossine grigia o marrone che esce dai piedi e lascia il nostro corpo. Alla fine di questa respirazione con visualizzazione si potrebbe ringraziare il corpo per il suo perfetto funzionamento, riempiendolo visivamente di un'energia di gratitudine e di benessere che ci piace come colore….Io uso sempre il blu perché lo trovo un colore curativo e rilassante.

Acquisita questa abitudine così utile e salutare, essa ti verrà in aiuto nei momenti stressanti della giornata, perché ti verrà naturale: quando non riesci a ragionare, quando hai un dolore forte, quando l'ansia ti crea un peso sul petto, quando ti viene un attacco di panico o di tristezza, quando non ne puoi più di tutto…..

È la forza della vita ed è lì, è sempre lì, e tu la puoi usare in ogni momento.

A questo punto vorrei che la mia guida vi spiegasse quello che abbiamo fatto insieme per ottenere dei risultati così fantastici, io ho cercato di spiegarvi con mie parole quello che ho capito e quello che sento, ma non voglio privarvi delle sue parole pertanto:

O mio maestro, conducimi vicino al girone dei golosi e sediamoci un attimo su una pietra, in modo che tu possa spiegare a chi legge i tuoi prodigi, o meglio i prodigi che la natura e il corpo possono raggiungere insieme alla mente e all'animo, nel mentre io osserverò i dannati golosi che soffrono, sapendo bene, che se tu non mi avessi salvata, in questo girone di sicuro io sarei finita.

PARLA VIRGILIO

CAPITOLO 11

Il concetto di fibromialgia è abbastanza illusorio: fibro (connettivale) + mialgia (dolore ai muscoli) = dolore ai muscoli e ai tessuti connettivi. In altre parole, dove ti tocco ti fa male... e quindi chi se ne fotte, quello lo sapevi già di tuo. Come ogni "malattia", il termine serve solo a raccogliere segni e sintomi sotto un'unica campana. In realtà la malattia è proprio una finzione biologica, nel senso che il fine di etichettare dei segni/sintomi serve poi per trattare l'etichetta... dell'individuo manco l'ombra. Non si sà mai la causa, non si ha mai una cura...ma se prende questa pozione magica per un po' si sentirà meglio. Poi chissenefrega che quando la pozione non funziona più, ora hai gli stessi problemi di prima più gli effetti della brillante trovata. E tu credi che da lì arriverai da qualche parte?

Nella mia esperienza ho solo visto tanti arrivare alle droghe legalizzate, quelle che ti alterano il funzionamento cerebrale e la tua percezione del mondo. Una volta le chiamavano droghe, oggi hanno solo rebrandizzato i nomi ma la sostanza non cambia.

Hai male ovunque? Caro mio, sei intossicato da fare pena! Se vuoi sentirti importante puoi dire, "soffro di toxemia aggravata" ma di fatto stai vivendo molto lontano dalla tua natura. Il tuo corpo, attraverso i sintomi, ti sta dicendo proprio questo. Il sistema immunitario svolge molte funzioni nel corpo, ma quella chiave è proprio l'eliminazione delle tossine. In realtà se ci pensi, i microbi in natura degradano materiale organico degenerato; è ragionevole pensare quindi che la loro presenza "in eccesso" (qualsiasi cosa questo significhe) sia prova di intossicazione e non di infezione. L'infiammazione rappresenta una risposta cronica o esagerata del sistema immunitario, non un'infezione. E non è lei di certo il problema, anzi, al massimo è la cura.

Che si tratti di tossine, traumi fisici, emotivi o elettromagnetici, la risposta del corpo è sempre la stessa: difesa! Questo significa chiusura verso l'esterno. Una volta innescato il processo di difesa le cellule, i tessuti e gli organi degenerano. Non siamo fatti per vivere in difesa, quello prende il nome di sopravvivenza e possiamo farlo per brevi periodi. Siamo sistemi interi (oloni) parte di altri sistemi interi e formati da sistemi interi: la sinergia è la legge universale.

Guarire significa cambiare, punto. Senza cambiamento puoi ottenere solo il comfort e come dice

Donny Epstein, "il comfort è il nemico del cambiamento; il buono è nemico dell'eccellente". Il vero investimento che fai con chi si occupa di guarigione è per ottenere un cambiamento del tuo sistema, tutto qui, un'evoluzione. E a cambiare è il corpo nella sua struttura in primis, poi il resto si manifesta con tempo/spazio e ripetizione. Il tuo colon ha 72 ore di vita; il tuo cuore 90 giorni. Ne hai fatti di colon e di cuori negli ultimi 10 anni...e perchè sei sempre peggio? Possono forse essere proprio il colon o il cuore i responsabili? Ma chi li coordina, chi li fa funzionare? Una volta che trovi le incongruenze e contraddizioni capisci come dalla metà dell'800 esista solo scientismo, niente scienza.

Avere strategie e risorse significa essere sempre più efficiente nel processare l'informazione chiamata vita; più strategie hai, più sei un sistema complesso, più banda puoi gestire, più eccezionale sarà la tua vita.

Immagina la vita come la banda di una fibra ottica (Virgilio ma la fibra ottica non c'è!!! Non l'hanno ancora inventata!!!!) da 2000 giga al secondo, e tu sei un Pentium 1: come puoi gestire tutta questa banda? Il risultato è che ti impalli costantemente. L'impallaggio è la malattia, i sintomi, le storie che ti racconti, le circostanze... Puoi veramente accusare la fibra ottica? Quando afferri che proprio grazie ad essa ti viene data l'opportunità di evolvere, allora punterai ad essere un Pentium 3000 Premium, che trova quella quantità di dati una figata e solo allora vivi. Naturalmente ogni OS ha bisogno di aggiornamenti per stare al passo con i tempi, ed ecco dove intervengo io o chiunque si approcci al sistema nel suo insieme. Un sistema aggiornato è fine ed efficiente, consuma meno e fornisce prestazioni eccellenti. Un sistema datato si impalla.

La maggior parte degli uomini e delle donne che si rivolgono a me non sono in grado di gestire la banda della propria vita, e quindi esprimono questa cosa con malesseri, si impallano appunto.

Ma il malessere è la cura perchè è ciò che interrompe la tua vita obbligandoti a fare qualcosa.

La chiropratica parla solo di agio e dis-agio, gli unici 2 stati in cui possa trovarsi un sistema vivente. Agio e disagio significa allineato o distorto, dritto o storto, coerente o caotico. In uno stato di disagio, non importa quanto grande, potrai vivere solo sotto il 99% delle tue possibilità. Fai conto che al 50-60% iniziano i sintomi allarmanti. Finchè sei al 90% manco te ne accorgi a meno che non abbia imparato ad ascoltare il tuo sistema. Anni fa quando ancora non capivo l'insieme, avevo tante abitudini degeneranti, intossicanti, i magici anni della Milano da bere. Dopo essermi abituato a consumare una certa quantità di alcol ogni giorno e fumare una certa quantità di sigarette, non avevo più alcuna percezione di cosa stessi facendo al mio corpo, non ero cosciente ma sconnesso. Non ho smesso di bere o fumare, li ho proprio rifiutati a livello fisico quando sono stato riallineato da un'anima gentile chiamata chiropratico che oltre ad allinearmi mi ha mantenuto tale nel tempo.

La chiave è questa: una volta che il sistema riparte è fondamentale mantenerlo funzionante se si desidera cambiare. Dopo tanti anni non ho ancora trovato il limite dove la chiropratica, ed il Network Spinal in particolare, smetta di darti l'opportunità di evolvere.

Donny Epstein ha svelato al mondo come funziona un sistema vivente, le leggi universali che lo regolano e come agire seguendole con finezza e profondità. Raramente ho incontrato individui più geniali. Donny ha dimostrato che la coscienza sia un fatto somatico, non mentale! Ed ecco perchè il soma è l'unica cosa vera che esista nella realtà. La mente dipende dal soma, non il contrario. E studiando il neuroscheletro ha scoperto processi fisiologici unici, come l'onda respiratoria e l'onda somato-psichica, che quando vengono sviluppati e fatti evolvere, riorganizzano l'intero sistema corpo. Il lavoro di Donny è culminato nella creazione di EpiEnergetics, ossia l'uso consapevole ed ecologico dell'energia per creare lo straordinario.

Quello che la gente pensa essere il problema non è mai il problema. Ecco perché è irrilevante quello che ti viene detto; quello che tu mi dici non mi interessa mai, mi interessa come lo dici, il tono di voce, la fisicità con cui lo dici, ed il tutto non ha niente a che fare con la mente. Mente si chiama mente non a caso, proprio perché ti può dire tutto quello che vuoi tu, anzi le storielle, gli eventi, quelle cose che tu ti racconti costantemente sono un modo che hai per rimanere sempre allo stesso livello e non cambiare; quindi, se vuoi rimanere allo stesso livello, continuerai a ripeterti ad esempio: "ah nel 1972 mi hanno fatto....."a ripetizione......e questo, ti permette di rimanere a quel livello di energia, senza metterti in dubbio, senza pensare che potevi cambiare qualcosa, agendo in modo diverso. Logicamente, per fare quel cambiamento, che non è un cambiamento mentale ma è un cambiamento fisico che ti mette a disposizione più risorse, necessiti di più energia: per cambiare hai bisogno solo di energia.

L'energia è una cosa immateriale, che, curiosamente, ancora la "scienza" non sà definire. La riorganizzazione è un processo individuale che non può essere fatto da nessuno al di fuori di te.

Questa si chiama responsabilità e la salute è solo una responsabilità individuale.

Hai preso quella pozione e sei stato male? Ma ti sei informato su cosa fosse? Ti sei solo fidato di uno? Ecco come siamo stati deresponsabilizzati ed ecco perchè molti sono "malati". Quello che invece ti viene illusionisticamente detto da tanti professionisti di ogni genere è: "dammi il tuo corpo così te lo metto a posto così poi tu sei a posto!" Levandoti ogni tipo di responsabilità, ma non è possibile, perché non potrai mai guarire così. Il massimo che puoi avere è un beneficio momentaneo, perchè non c'è mai una presa di coscienza e di conseguenza un'evoluzione del sistema, ma sarà un'altra occasione di cambiamento andata in fumo, per comodo.

Il mio ruolo è quello della guida: non posso leggere per te, non posso riposarmi per te, non posso mangiare per te, non posso vivere per te.

Nessuno può controllare quello che tu fai tutto il giorno: quello che pensi, quello che mangi, come ti riposi, le tue relazioni; quelle sono cose tue ed è tutto quello che deve modificarsi se tu cambi, altrimenti non è cambiato assolutamente niente.

La gente va dallo specialista per chiedergli un'etichetta, così come va dal prete quando pecca per essere deresponsabilizzato.

Peccato che esiste il libero arbitro.

Nel momento in cui i pazienti hanno la diagnosi di fibromialgia son tutti contenti, e tanta gente ha bisogno di quel nome per sentirsi bene, se non ha quel nome non sa cosa fare.

Finalmente può dare la colpa ad una finzione biologica: "non è colpa mia, è che per sfortuna mi è venuta la xxx".

Così non cercherai mai nuove informazioni, nuove esperienze, nuove strategie perchè non essendo colpa tua, tu non puoi farci nulla. Ma questa credenza è una bugia, una grossa, grassa bugia.

Nel momento stesso in cui mi dicono "io ho la fibromialgia" io so che hanno capito molto poco di quello che gli sta succedendo.

Il discorso deve sempre essere globale, ma il cambiamento è solo una questione di energia.

Tutti, tranne i chiropratici, agisco sull'ambiente. C'è chi cambia l'alimentazione, chi spegne il WiFi, chi assume integratori, chi si mette a meditare... sono tutte cose ottime, ma se il sistema non cambia al primo stress crollerai ancora.

Ogni azione richiede delle informazioni e per assumere nuove informazioni ci vuole energia: e ci risiamo. Levi lo zucchero e i cereali? Meno stress sul sistema e quindi stai meglio ma è veramente mai possibile che tutti i tuoi problemi siano solo zucchero e glutine?

Il segreto è che il nostro corpo ti dirà subito se stai facendo qualcosa di giusto o di sbagliato e non te lo può dire nessun altro.

Quando ero abituato a bere 2-3 bicchieri di vino al giorno, non sentivo l'effetto dell'alcol sul mio sistema; se adesso bevessi un bicchiere mi verrebbe il mal di testa all'istante, cosa che ho sperimentato diverse volte. Il mal di testa è la cura, non il problema: che senso avrebbe prendersi un FANs?

Quello che io posso analizzare è il livello di tensione che tu accumuli, e darti sempre strategie nuove affinchè tu possa andare a processare quell'informazione come solo tu sai fare.

Tensione uguale energia potenziale ma anche "Huston abbiamo un problema: la sig.ra Gigina non la gestiamo più!"

Più sei connesso e coerente, più puoi avere un'esperienza somatica al posto che essere costretto nel mentale, e quindi saprai come agire per evolvere: "è veramente perché tutte le mattine ti vai a prendere quel cannolo in pasticceria????"

Ok prendi il cannolo, ma perché vai a prendere il cannolo? Perché mi sento depressa…..Ma perché ti senti depressa? Perché mio marito non mi ama…E dove tuo marito non ti ama? Proprio qui sullo sterno! in tutto questo pippone, l'unica cosa vera è il punto di tensione sullo sterno, il somatico.

Capisci allora che il cannolo è soltanto un effetto non è il problema, ma nel momento in cui entri nell'esperienza energetica il cambiamento è istantaneo. Spazio/tempo e ripetizione lo renderanno evidente anche a te fino a che rifiuterai fisicamente il cannolo e tutto ciò che ci avevi costruito attorno.

A tutti piace dire agli altri cosa fare ma qui c'è

poco da dire, c'è più da avere coscienza e guardarsi interiormente.

Come dice Donnie il dolore il inglese si dice PAIN e lui ha elaborato un acronimo che è:

"PAY ATTENTION INSIDE NOW".

Quindi il senso del dolore è solo unicamente quello di dirti: adesso basta, adesso entra dentro, fai attenzione, perché qua sei veramente fuori controllo.

Tutte le persone   vogliono spegnerlo il dolore con l'illusione che questo sia un bene ma in realtà stanno solo creando disconnessione e divisione internamente, in altre parole dis-agio.

Ogni "problema di salute" può essere affrontato in due modi: scappando e giudicando il sintomo sbagliato; oppure usando il sintomo come leva di cambiamento, come quella guida che ti dice come stanno veramente le cose.

Sono modi molto diversi perché chi va verso qualcosa sta costruendo, chi scappa non sta costruendo assolutamente niente, è soltanto alla mercè del momento. Puoi provare sofferenza e perdizione in questo momento? Puoi ammettere che a volte ti senti perso? Ecco come inizia la guarigione. È questione di entrare nel ritmo, ogni energetica ha un ritmo, una coscienza, un comportamento e una struttura.

Cosa mi sta dicendo questa cosa? Succede sempre

una stessa cosa: quello è un pattern, uno schema di ripetizione, se è uno schema di ripetizione significa che ci sarà un blocco in cui sei, continui a fare le stesse cose, quindi lì ci sarà qualcosa: incomincia a dargli coscienza.

La chiave per cambiare è sempre dare coscienza una volta che c'è qualcosa, avere il coraggio di riconoscere quella cosa, e una volta che l'hai riconosciuta allora puoi accettarla, una volta che l'hai accettata sei cambiato, ma se non fai questo processo è impossibile creare un cambiamento a lungo termine.

Ecco perché tutti in realtà ti vendono "droga e illusioni": prendi questo e non sentirai più nulla! E chi ha detto che non devo sentire nulla? Il sistema è fatto in modo tale che se lo insulti così tanto, DEVE fare male!

Per esempio quando ti dicono: "tu sei fibromialgico tu non guarirai mai….." L'unica certezza è che tu non guarirai: può veramente qualcuno sapere se tu guarirai o meno? Nessuno può, quelle sono assunzioni che nel caso del "paziente" si trasformano in programmazioni mentali che quindi verranno manifestate.

"Morirai in 2 mesi" e se ci credi allora succederà.

Nel momento in cui comprendi come tutto abbia un senso e segua tutto almeno una legge universale, sai che comunque quel tipo di risposta è perfetta, che sia confortevole o meno, quello è irrilevante. Quindi l'obiettivo fondamentalmente della chiropratica è risvegliare la persona, anzi l'uomo o la donna o il bambino che sono davanti a me, perché persona vuol dire finzione.

Il punto è: "sei in allineamento con chi tu sei o sei distorto, e quindi la realtà che stai producendo è distorta"? Nella maggior parte dei casi è distorta.

La sofferenza è un modo che il sistema ha per andare a creare quel cambiamento che stai cercando, per creare quella tensione (e quindi energia) per evolvere.

Quindi è esattamente l'opposto che viene fatto credere; quello che le persone vogliono, non tutti per fortuna, è avere comfort, fare in modo che vada tutto bene, che non sia colpa loro, che non sia loro responsabilità, e prendere una magica cura, una magica pillola, il Santo Graal che ti permetterà, se tu lo usi sempre, di non sentire più.

Sappiamo dal 1995 che non c'è relazione fra i parametri biomedici (sangue, urine...) e la qualità di vita percepita o comunque con la gioia di vivere o con qualsiasi aspetto del benessere.

Avere quel valore nella norma ti assicura solo di rientrare nella norma, tutto qui.

Vuoi guarire o solo spegnere il sintomo?

VUOI PIÙ "DI TE" O MENO?

E questo è il vero dilemma.

Quindi non può esistere libero arbitrio senza responsabilità: l'illusione è che qualcuno lo faccia per te quella si chiama menzogna.

*L*o duca e io per quel cammin ascoso intrammo a
ritornar nel chiaro mondo;
e senza cura aver d'alcun riposo, salimmo su,
el primo e io secondo,
tanto ch'i vidi de le cose belle che porta 'l ciel,
per un pertugio tondo;
e quindi uscimmo
a riveder le stelle.

CAPITOLO 12

Salutiamo Virgilio che qui lasciamo…virtualmente, magari a redimere qualche goloso, lo ringraziamo di aver creato un percorso ad hoc per noi, e di esserci sempre stato fino a quando ne abbiamo avuto bisogno.

Ci ha tirato fuori dalla sofferenza fisica….che abbiamo conosciuto e sperimentato nell'inferno, nel nostro inferno, ma anche da quella emotiva di non essere più una donna ma una "etichetta": la fibromialgia.

Adesso so di essere molto di più, e di certo non mi farò più incasellare in altre etichette, perché voglio essere me stessa e sono molto più di tutte le etichette che mi potranno anche attribuire, ma che non saranno mai più così invadenti come lo sei stata tu, Fibromialgia, che per colpa mia, hai potuto per una parte della mia vita sostituirti a me. Non lo permetterò più a niente e a nessuno.

LO SHIATSU,
PERCEPIRE IL PROPRIO CORPO
IN MODO PIACEVOLE…
DI NUOVO

CAPITOLO 13

E un giorno venne anche lo shiatsu, diciamo per caso? Ma esiste il caso, o le cose che arrivano non arrivano per caso?

Lo shiatsu lo conoscevo già poiché, in periodo universitario, per dormire e concentrarmi meglio, avevo ricevuto dei trattamenti. Si dice proprio così: il ricevente è colui che beneficia del trattamento, colui che lo offre è l'operatore.

Quella sera di Marzo, una mia amica mi invitò ad un corso di shiatsu per imparare a trattare gli animali domestici.

Non ero molto interessata alla questione pratica.

Ero molto più orientata nel capire qualcosa in più di questa antica arte, ma quella sera non capivo nulla, era tutto molto tecnico e davano molte cose per scontate.

Allibita guardavo la mia amica che si guardava intorno serena e sorridente…bah…..Io mi guardavo la punta delle calze per fingere uno stato meditativo, tanto di meridiani non ci capivo nulla.

A fine serata, una delle più lunghe della mia vita, mi fu tutto più chiaro: ci eravamo, non so come, imbucate in un corso di approfondimento per operatori shiatsu in attività, e la mia amica aveva finto, a dire il vero molto bene, di essere sul pezzo, capire tutto e divertirsi come una pazza.

Al chè mi sono rilassata, ho dismesso i panni di quella che vuole essere brava agli occhi di tutti, tipico nostro, per cercare approvazione, amore, attenzione, o comunque uno straccio di qualcosa…..E mi sono messa a parlare con tutti.

Parla che ti parla scopro che per i miei numerosi problemi, dati non solo dalla fibro, dovrei rivolgermi al massimo della competenza, ovvero al titolare della scuola.

All'inizio avevo notato la sua presenza discreta e mi ero domandata chi fosse. Lo guardavo anche con un certo timore e reverenza, perché ai miei occhi mi sembrava di vederlo in un antico tempio vestito da samurai.

Scusate, ogni tanto il mio inconscio visualizza…..E io viaggio sull'onda dell'immaginazione, godendomi il film coprodotto da lui e da me.

Alla fine della sera me lo presentano, anche perché quello era ormai il mio obiettivo, per capire se lui mi poteva trattare. Torno a casa felice con l'obiettivo raggiunto.

Lui per me sarà, nella finzione, il Lao Tsu:

(filosofo e scrittore cinese antico del VI secolo AC, fondatore del taoismo. Divenne la prima divinità nel pantheon taoista già nel I secolo DC. Venerato come Supremo Signore ed annoverato tra le Tre Purità del Taoismo.)

La frase che mi sento di attribuirgli, che è del vero Lao Tsu, è questa:

"Se hai un problema
e puoi risolverlo
è inutile che tu ti preoccupi,
se non puoi risolverlo
è altrettanto inutile
la tua preoccupazione.
C'è qualcosa
di caoticamente completo
in sé nato prima
del cielo e della terra."

CAPITOLO 14

È quella che a prima vista mi suscita insieme a tanta pace e serenità. Ed io penso: "Ma magari!!!!!!"

Sempre così nervosa e agitata, in ansia e con la testa in palla in un corpo rigido, che si muove a scatti, mi sembra di essere una Barbie, peccato che nessuno mi fa tutto......visto che anche vestirsi è un problema, perché fa male.

Comincio subito i trattamenti, gli racconto la sfilza di robe che sopporto da una vita e lui rimane tranquillo, mi manda pace e comprensione.

Penso dentro di me:

"Meno male che esiste gente così"

......C'è anche chi mi ha dato della sfigata....Chi apertamente...Chi con battute sottili, ma il concetto era quello.....

Lao Tsu mi dice:

"Stenditi!"

Il materassino è per terra....

"E io come ci arrivo?????"

"Fingo uno svenimento????"

Le gambe sono così contratte che non si piegano, mi viene da ridere.....(io rido sempre nei momenti drammatici!). Decido che mi lascio cadere a foglia autunnale, molto poetico, tanto è tutto morbido e non mi posso fare male.

Ma perché lo shiatsu? E cos'è lo shiatsu?

Lo shiatsu è una disciplina millenaria giapponese, il cui scopo è il ripristino dell'energia e dell'equilibrio della persona, con lo scopo di armonizzare le funzioni vitali, in modo da mantenere un buono stato di salute, o di riportarlo ove non vi è più.

Agisce inoltre, in modo positivo, sugli schemi comportamentali e corporei che ogni soggetto elabora nel corso della propria vita, in modo da portarlo al riequilibrio energetico e di conseguenza ad indirizzarlo al risveglio dell'anima.

L'operatore non si eleva mai su di te, ma si pone a fianco a te, con umiltà, senza giudizi o pregiudizi, con la capacità di accoglierti, ascoltarti ed infine accompagnarti verso l'equilibrio.

Nonostante i primi trattamenti siano stati molto dolorosi, essendo io, a quei tempi, una contrattura unica, la delicatezza e il senso di accudimento che percepisco, uniti alla determinazione di Lao, mi fanno sentire che il mio corpo si fida e si rilassa, consentendo così un trattamento molto profondo.

Esco sempre devastata, stanchissima, ma poi vedo i risultati: dormo meglio, mi concentro di più, ho la mente più leggera e libera, penso meno alla fibro, sono meno bloccata e ad un certo punto non mi bloccherò più, sono meno rigida e le contratture si riformano sempre più in là nel tempo.

La domanda che non mi pongo mai è:

"Quanti ne devo fare ancora?"

Molti, appena stanno bene, mollano tutto, ma non per problemi di soldi ma perché si sentono arrivati: è come se tutto fosse passato....Non è così....Nel senso che dovrem e dovremmo sempre prenderci cura di noi stesse per tutta la vita, anche se potremo di certo ridurre la frequenza, o fare nuove cose che ci facciano stare bene.

E la domanda dovrebbe essere contraria:

"Quando e perché ho smesso, in passato, di prendermi cura di me, di volermi bene, di vivere come Natura comanda????"

Lo shiatsu, come tutte le terapie che funzionano per la fibro, ma anche per tante altre malattie, considera l'essere umano come un'unità psico – fisica – emozionale di corpo – mente – spirito, in cui la comparsa della malattia è intesa come la perdita di un equilibrio derivante da blocchi (nel caso della fibro: multipli), che impediscono il libero fluire dell'energia: il qi.

Pertanto la malattia è vista come disarmonia fisica ed energetica. Il dolore è il ristagno dell'energia in quanto, dove vi è il libero flusso, non vi può essere dolore. Quindi, andando a sbloccare l'energia imprigionata e a riequilibrare le disarmonie, il corpo non avrà più bisogno di segnalare queste criticità col dolore.

Nella mia esperienza lo shiatsu mi ha consentito di eliminare del tutto la rigidità muscolare, e di conseguenza la stanchezza cronica, e mi ha altresì consentito di riappropriarmi del mio corpo, nel senso di poter essere toccata di nuovo senza saltar via, proprio perché nei trattamenti si praticano pressioni in determinati punti e facendo così, si riabitua il corpo all'inizio a sopportare, poi ad apprezzare, ed infine a godere di un normale contatto fisico con gli altri.

Ora per me andare a fare i trattamenti è un piacere: dedico un'oretta al mio corpo per ricordargli che gli voglio bene, e che lo voglio coccolare, consapevole che intanto sto lavorando per il tutto, e come ricompensa esco serena e leggera.

Grazie Lao per aver partecipato al mio viaggio epico, ti lascio qui in Purgatorio, io devo proseguire a raccontare, ma termino qui con i tuoi detti più famosi:

"Quando si perde il Tao,
appaiono la moralità e il dovere"
"È meglio accendere una lampada,
che maledire l'oscurità"
"L'argilla è necessaria per modellare un vaso.
Ma il suo uso dipende dal vuoto interno
che si riesce a creare"
"Coloro che sanno non parlano
e quelli che parlano non sanno."
"Nel mondo nulla è morbido e debole
quanto l'acqua, ma nel lavorare il solido e il forte
nulla è in grado di superarla"
"Un buon viaggiatore non ha piani precisi
e il suo scopo non è arrivare"
"Un viaggio di mille miglia
comincia sempre con il primo passo"
"Più si emanano leggi e decreti,
più ci saranno ladri e predoni."

CONFLITTI EMOTIVI
E POSTURA
COL DOTT. YODA

"Fare o non fare…
non provare"

*Yoda è un personaggio immaginario della saga
fantascientifica di Guerre stellari. Yoda è il Gran
Maestro del Consiglio Jedi e probabilmente il più
potente Cavaliere della storia dell'Ordine. Grazie alla
sua profonda saggezza ed enorme conoscenza della
Forza, aveva in più di 800 anni di storia dell'Ordine,
addestrato tutti i giovani Iniziati Jedi del Tempio
prima che essi venissero affidati ad un Cavaliere o a
un Maestro.*
Fonte Wikipedia

CAPITOLO 15

Dal dott. Yoda ci vado già da asintomatica dalla fibro per risolvere due problemi che da sempre invalidano la mia vita: i fortissimi mal di testa muscolo – tensivi, coinvolgenti anche la mandibola, sicuramenti dovuti anche al fatto che digrignavo di notte i denti, e il dolore del ciclo presente una settimana al mese, di tutti i mesi, con anche i pre e i post.

Alla prima visita si compila la linea della vita.

Ho portato tutti i miei numerosi e polverosi incartamenti, per non tralasciare nulla, e quando l'ho vista compilata in toto, sembrava davvero il tracciato di un sismografo posto nella Baia di San Francisco in attesa del Big One.

Ma cos'è la linea della vita???

Trattasi di una linea orizzontale, con tante linee verticali di diversa ampiezza: tutti traumi fisici, psichici od emotivi, ed eventi che mi hanno fatto stare male. Sono tanti, davvero tanti, forse troppi; la guardo e penso:

"Con tutta sta roba non sei conciata poi così tanto male."

A capire a quale conflitto pertiene il problema che causa il sintomo, ci penserà Yoda.

Già sento il coro di voci:

MICA È FACILE RISOLVERE

I CONFLITTI!!!!!.....

E POI QUALI????

Intanto si deve cominciare affidandosi a professionisti preparati e poi:

FARE O NON FARE....NON PROVARE!

Se ti convinci che è impossibile, e che non ce la farai mai, sarà davvero così perché, sotto sotto, è quello che vuoi: non metterti in discussione.

C'è un piccolo effetto collaterale: starai sempre male.

Ogni viaggio comincia comprando il biglietto aereo e scegliendo la meta: c'è gente che vuole volare senza essere nemmeno andata in aeroporto.

Perché?

Non lo so: forse non sta davvero così male come dice, forse non vuole uscire dalla zona di confort che conosce per affrontare l'ignoto che le fa paura, forse non vuole affrontare i problemi che per una vita ha finto di non vedere, o forse ha paura di crescere e di diventare, oltre che grande, anche responsabile smettendo quindi, tra le altre cose, di essere sempre un pò al centro dell'attenzione, perché in fondo:

"Tu sei quella che sta male."

Grazie a Dio mi piacciono le imprese spericolate, il mettermi in gioco, scoprire nuovi lati di me che prima mi erano oscuri, non fermarmi mai; io a Colombo le caravelle le avrei date subito, senza tergiversare e senza chiedere al mio Ferdinando; del resto sono un'Isabella dei tempi moderni……!!!!!

Quindi si comincia!!!

Con Yoda per me è stata davvero dura.

Di solito si lavora sulla parte del corpo che dà problemi, ma non per forza, molte volte, ho scoperto, il problema non è lì dove si esprime, e io ho l'impressione che lui vada a prendere il problema in mano nel vero senso della parola, e mentre tu senti male, lui ti pone domande serrate.

Ricorda molto un interrogatorio del KGB anni '50, quando non gli dici le cose, ma alla fine ti vengono parole, emozioni, sensazioni e visioni, e a casa, anche con l'aiuto dei sogni, il puzzle si completa e tramite gli esercizi che Yoda ti dà, tu fai pace con il tuo conflitto che se ne va via, e ti lascia libera, e allora il sintomo ed il dolore passano.

All'inizio non ci fai caso, ma poi scopri che quel dolore non l'hai più, se non ogni tanto, come può capitare a tutti. Adesso non ho più mal di testa, non digrigno più i denti, e non soffro più per il ciclo, se non in rarissime occasioni.

Grazie Yoda, sei stato illuminante! La tua pratica mi ha affascinato, ho scoperto potenzialità di me che non conoscevo.

Mi hai sempre detto che ero forte, che ce l'avrei fatta.

Io non lo so, mi sono sentita sempre fragile, ma necessitata dalla vita a non mollare mai….è questa la forza????

Forse è stata più determinazione, solo chi vuole fortemente un qualcosa lo ottiene, e in questo, fin da piccola, sono stata una gran specialista….Poveri i miei genitori!

Lascio la parola a Yoda per spiegare il suo metodo:

Raggi Method - Pancafit è una metodica di "Riequilibrio Posturale ad Approccio Globale", la cui peculiarità è la considerazione e attenta analisi della logica di causa – effetto per poter scoprire i vari perturbatori che hanno generato le problematiche del paziente. Le catene miofasciali (muscoli e tessuto connettivo) sono le aree che vengono colpite sia dal fenomeno infiammatorio/ fibromialgico che da problematiche tensivo – posturali.

Nell'applicare questa metodica posturale che tiene in considerazione l'intera persona, viene data particolare rilevanza al trattamento e allo sblocco del Diaframma quale regista di tutte le catene muscolari e "paracadute" di ogni stato emotivo vissuto.

*Ogni volta che facciamo respirare il Diaframma
con una particolare tecnica di "rilascio", eseguita in
una rigorosa "postura globale decompensata", arma
unica straordinaria, si offre al Diaframma e al
paziente l'opportunità di liberarsi del contenuto di
informazioni di disturbo indesiderate, restituendo la
libertà muscolo – articolare e l'elasticità sottratta al
corpo nel tentativo di difendersi.*

*È come se le cellule del corpo cominciassero a
ricordare i vecchi traumi, i vecchi dolori rimasti
incistati nei meandri dei tessuti e della mente, che
ora si trova disposta a ricordare il trauma che aveva
apparentemente dimenticato, "sepolto".*

*Questo riaffiorare di ricordi mentali e disagi fisici
momentanei, costituisce il cosiddetto "percorso a
ritroso nel tempo", per arrivare a recuperare energia,
migliorare notevolmente ed eliminare i dolori,
riacquistare voglia di fare e di vivere.*

CAPITOLO 16

Grazie Yoda, ora ti saluto, ho capito che il dolore non è altro che un messaggero che chiede di essere ascoltato. Se il corpo soffre, è perché l'animo soffre, e il corpo si storta o si blocca per difendersi.

Mi è chiaro sempre di più che mi devo sempre curare a 360 gradi, perché corpo mente e spirito sono un tutt'uno, e nessuna parte può essere più tralasciata né per la mia guarigione né per la mia evoluzione.

LA CRESCITA PERSONALE
CON LA PACHAMAMA

In lingua quechua Pachamama significa "Madre Terra". Era la grande Dea Madre, Dea della terra, dell'agricoltura e della fertilità per i popoli Inca, Aymara e in generale per abitanti dell'altipiano andino.

"Si sceglie solo una volta.
 Scegliamo di essere guerrieri o uomini comuni.
Non c'è una seconda possibilità.
Non su questa terra."

Da "Il cammino del tolteca".

CAPITOLO 17

Siamo sempre nell'ambito della mia asintomaticità fisica, infatti sto bene MA: ho paura che qualcosa possa andare storto, e di tornare a stare male come prima, temo a volte che non sia vero e di essermi illusa, non mi sento ancora guarita mentalmente ma ancora malata, e questo mi pesa enormemente perché mina la mia serenità.

La mia mente è lì ferma, ha memorizzato tutto, e anche se il fisico non ha più sintomi è come se lei non ne potesse prendere atto.

Lì per lì non avevo questa chiarezza per capire questo dualismo che era presente dentro di me, per cui cercavo qualcosa che mi facesse stare bene da quel punto di vista diciamo psichico, ma allo stesso tempo cercavo ancora, anche se non ne avevo più bisogno, qualsiasi tipo di cause scatenanti e cure conseguenti per parare eventuali ricadute che temevo con orrore.

Stavo bene fisicamente, ma ero ancora malata nella mente e nell'animo, quindi non ero serena, ero ancora con l'etichetta in fronte che mi aveva applicato anni prima il reumatologo…..

ANNI PRIMA… Pensate il potere devastante della diagnosi:

FIBROMIALGIA.

Sempre quella parola, io ero ancora schedata lì, anche se il mio corpo gridava alla mente:

GUARDAMI!!!!! STO BENE!!!!!

Un giorno Pamela, una mia amica, fibro anche lei, mi dice che ha trovato in internet la Pachamama, che fa la life coach, ma che è anche una ex fibro, che le sembra seria ed affidabile, e che lei ce l'ha fatta.

Ho solo la notte per decidere, perché l'iscrizione al suo corso scade

DOMANI, per cui per tutta la notte leggo il suo sito e sento i suoi video.

È incredibile, la sua storia è come la mia, le sue parole sono quelle che potrei dire io, parliamo la stessa lingua, perché abbiamo provato lo stesso dolore fisico e morale per anni.

Mi interessa da subito, non tanto per capire come eliminare i sintomi della fibro che oggettivamente non ho più, quanto per liberare la mia mente dalla "memoria della malattia".

Lei si vede e si sente che è serena, sorride sempre, è in pace con se stessa, il brutto male è archiviato anche mentalmente.

Lei è riuscita a fare il passo che manca a me!!!!

La chiamo alla mattina presto e mi iscrivo subito. Non penso nemmeno per un momento di rimandare.

È pazzesco, come tutte le cose che mi sono servite, siano arrivate nel momento giusto.

Secondo la Legge di Attrazione, se chiedi all'Universo nel modo giusto, e sai cogliere i segnali, Lui ti offre le soluzioni che necessiti.

Posso dire che a me con la fibro è successo, perché il mio obiettivo era chiaro e unico: lasciarmi la fibro alle spalle.

Il metodo della Pachamama valuta la persona nella sua totalità, e punta a combattere le cause per sconfiggere i sintomi.

Entro nel gruppo perché a volte mi sento sola, perché a volte ho paura di non farcela, perché a volta temo di peggiorare e tornare come prima.

Anche lei ha impiegato anni e anni per guarire, e chiarisce da subito che ci vuole da parte nostra fiducia, impegno, e forza di volontà.

Anche Virgilio ha sempre detto che dipende tutto da me, e che nessuno ti fa il miracolo, ma sono affascinata di conoscere questo nuovo approccio che, pur comunicando gli stessi concetti, lo fa in modo del tutto differente.

Il gruppo, oltre ad offrire webinar e contenuti messi a disposizione, offre un luogo protetto ove non vi sono critiche e pregiudizi. Le persone che sono lì infatti, hanno il tuo stesso obiettivo, sanno quello che passi o hai passato perché lo hanno provato sulla loro pelle, e lì nel gruppo scopro, ma forse "riscopro", come ripete la Pachamama, che la condivisione salva la vita.

E poi nel gruppo puoi trovare delle sorelle.

Ho sentito tante ragazze, con alcune mi sento ogni tanto, così quando si sente il bisogno, anche solo per chiedersi una cosa, con altre invece è scoppiata sin da subito una grande amicizia ed è come se ci si conoscesse da una vita.

Altre invece le ho sentite solo una volta o ci siamo anche viste, e per ora siamo così, ma non è detto che in futuro qualcosa non ci porti a sentirci o a vederci, o a fare qualcosa insieme di nuovo.

La fibro leva ogni formalità, hai troppe cose in comune, che passi subito alla confidenza. Ci si apre, ci si confida, ci si racconta, ci si aiuta. Se si scopre qualcosa di utile la si condivide, perché desideri che anche le altre ragazze stiano bene......È una piccola collettività.

Le sorelle invece sono qualcosa di speciale....

Le riconosci subito dal primo post, come Gigliola, l'ho letta e ho sentito affinità d'animo immediata.

O La prima volta che ti vedi, come con Vanessa, abbiamo cominciato a ridere e a non prenderci sul serio.....Mai.....

O che ti senti, con la mia amica Pamela è stato così: ci siamo sentite al telefono, e da subito ho voluto che lei stesse bene, avrei fatto il possibile e l'impossibile per questo, ma poi lei ha ricambiato facendo tantissimo per me ed aiutandomi molto.

Come? Insieme abbiamo condiviso un percorso straordinario facendoci audio di 40 minuti minimo ogni sera, per capire e approfondire i contenuti, per analizzarci a vicenda, per vedere a volte i passi avanti dell'altra e farle da specchio.

Credo che ci porteremo sempre dentro al cuore il ricordo di questa esperienza intensa e totalizzante che ci ha unito ancora di più.

Ora che i corsi frequentati sono finiti, ho una consapevolezza nuova.

So che la fibro ci sarà sempre nella mia vita, ma io non ho più paura, perché so di avere tutti gli strumenti per gestirla al meglio e stare bene, ho imparato ad amarmi, a prendermi cura di me, e ho scoperto nuovi valori e talenti che sto imparando a valorizzare.

Ho imparato a farmi rispettare perché so di valere, e non a farlo solo quando da ferita ricevo un attacco e reagisco.

Prendo le cose meno sul serio e lascio correre, molto più di prima, non sono più interessata a piacere a tutti o a farmi volere bene da tutti, sono diventata la priorità della mia vita, e pertanto dono uguali cure ed amore al mio corpo, alla mia mente ed al mio spirito.

Ho capito che la salute è un atto d'amore verso di me.

Ho compreso il valore della meditazione e del silenzio per raggiungere e mantenere il mio benessere psico-fisico, e ho imparato ad ascoltarmi nel profondo, a farmi delle domande e ad attendere le risposte…..Che arrivano da dentro…..

Ho capito che le soluzioni sono sempre state lì dentro di me, ero io che le cercavo nel posto sbagliato ovvero fuori di me.

Grazie Pachamama, i tuoi corsi sono stati un ulteriore step nella mia evoluzione/ guarigione, e voglio lasciare ai lettori una tua frase che mi piace tanto:

"Ogni essere umano contiene in sé un potenziale immenso che dobbiamo andare ad indagare in profondità, una ricchezza che è nascosta dentro di noi e che abbiamo il dovere di portare alla luce. Esattamente come un geologo che ha il compito di scovare dentro una roccia un diamante"

Tratto da "la fibromialgia secondo me"

CAPITOLO 18

Tutte cose che purtroppo dimentichiamo quando stiamo male, non ci diamo più valore, addirittura ci incolpiamo di stare male, lo viviamo come una colpa ed una condanna, proviamo vergogna di quello che siamo diventate.

Paradossalmente quindi, per uscire dalla malattia, ma anche grazie al lavoro fatto, che è immane, per venire fuori dalla sofferenza, molte di voi scopriranno, come è capitato a tante ed anche a me, nuovi valori, sensibilità e talenti, ma anche nuove capacità e quindi nuovi lavori ed hobbies.

Quando ne esci, non sei più la stessa, sei rinnovata: IO DICO: RINASCI A NUOVA VITA, FORSE LA VERA VITA CHE DOVEVI AVERE E DALLA QUALE, CHISSÀ PER QUALE MOTIVO, TI SEI ALLONTANATA.

CREDO CHE LA NUOVA TE CHE VERRÀ FUORI SARÀ LA VERA TE STESSA.

Del resto ci stiamo avvicinando al Paradiso no?

Anzi vi stiamo per entrare e la differenza la fa come io mi sento e mi sono sentita fino ad ora in Purgatorio, ovvero asintomatica, da come mi sentirò là in Paradiso: Ex Fibromialgica!!!!!

Paradiso

‘ *L a gloria di Colui che tutto move per*
 l'universo penetra e risplende in una parte
più e meno altrove. Nel ciel che più de la sua luce
prende fu' io, e vidi cose che ridire né sa né può chi di
là su discende".

Dante Incipit Paradiso

LA BIORISONANZA
CON MAKOSH

Entro nel Paradiso e mi viene incontro Makosh,
(Dea, originaria del Nord della Russia, Dea di tutte le
fate. Tradotto in sillabe: Madre e Destino. La più antica
delle Dee filatrici, Dea della coltivazione e della fertilità della
terra, della tutela femminile e della prosperità della casa. Si
credeva, nei tempi antichi, che si recasse di casa in casa il
giorno del digiuno per sorvegliare le filatrici. Loro tessevano
l'arazzo del destino e il frutto del loro lavoro determinava il
destino umano: buono o cattivo.)

CAPITOLO 19

Lei mi insegnerà a tessere il mio arazzo e con esso il mio destino ogni giorno.

La prima visita dura tantissimo: in pratica mi scannerizza ed evidenzia tutte le mie criticità, come anche i miei punti di forza.

Guardandomi dritta negli occhi, dopo aver guardato il mio corpo in modo così approfondito, mi comunica il mio più grosso conflitto, quello che avevo individuato solo qualche mese prima con Yoda, e che non erano le cose più palesi e più ovvie della mia vita, come poteva essere il lutto della mamma, ma un qualcosa di più strisciante, occulto, che forse c'è sempre stato fin dalla mia nascita.

Qualcosa che sicuramente mi ha causato delle gran patologie, ora lo so, ne sono consapevole, qualcosa che forse nemmeno è del tutto mio.

Forse generazioni di donne della mia famiglia, vista la loro fine prematura, l'hanno vissuto e passato, senza risolverlo mai, alle generazioni dopo, pagandone però conseguenze nefaste: il conflitto con la femminilità.

Non aprirò questo argomento perché si presterebbe ad altri libri interi, e anche perché è un argomento ancora in lavorazione dentro di me.

La Dea mi spiega come il corpo si ammala e come la biorisonanza lo rigenera.

Il corpo ogni giorno subisce stress a causa di: sostanze chimiche presenti nei cibi e nell'acqua, tossine ambientali, muffe, funghi, parassiti intestinali, disturbi geopatici ed inquinamento elettromagnetico.

Il corpo in genere riesce a compensare queste influenze esterne, potenzialmente patogene, ma se sono tante, e si combinano tra loro, possono portare ad un sovraccarico dell'organismo che condurrà ad una condizione di malessere cronico.

Tale situazione potrà essere aggravata da stress psico – fisico, vita sedentaria e predisposizione genetica.

Il malessere generico e la malattia si generano quando, per questi motivi, le cellule non comunicano più bene tra loro e quindi non possono più svolgere adeguatamente la loro funzione.

La biorisonanza, metodo delicato e non invasivo, ha lo scopo di ridurre o cancellare le frequenze disarmoniche, e di rafforzare le frequenze fisiologiche sane.

Le frequenze disarmoniche possono essere isolate e invertite elettronicamente, per poi essere ritrasmesse al paziente, in modo da sovrapporsi alla frequenza originale, riducendo o eliminando quindi quest'ultima, e ripristinando così la capacità di regolazione dell'organismo.

Di conseguenza l'energia, la vitalità e il benessere che si prova dopo le sedute, deriva da: rimozione dei blocchi energetici, eliminazione degli eventi stressanti, bilanciamento dei Chakra e dei Meridiani Energetici attraverso frequenze armoniche.

Questa cosa succede al corpo ma anche alla mente: si pensa in modo diverso, si percepisce l'armonia che arriva dal nostro interno, non ci si arrabbia più per le solite cose perché, quando corpo mente e spirito sono nel benessere e nell'armonia, non c'è più spazio per certe emozioni destabilizzanti e patogene, al massimo potranno durare qualche mezz'ora, per poi volare via, perché non trovano più terreno che le possa nutrire.

Ho sempre pensato che il mio star male fosse legato ad un conflitto che mi teneva legata ad un dolore.

"Se un atomo è costituito al 99,99999 per cento di energia e per lo 0,000001 per cento di materia allora di fatto io sono meno di niente, se non le mie emozioni. Ma allora perché rivolgo la mia attenzione unicamente a quella piccola percentuale di materia quando io sono molto di più??? Il mio più grosso limite è forse quello di definire la mia realtà in base a ciò che percepisco con i miei sensi???

(Bohr, Niels, On the Costitution of Atoms and Molecules 1913).

CAPITOLO 20

Mi rendo conto quindi che, avendo avuto un intento chiaro e preciso in mente, ho lasciato i dettagli del come realizzarlo all'imprevedibile campo quantistico.

Ho capito che per avere un cambiamento, devo avere in mente un ideale di me stessa diversa e migliore di quella che sono oggi in questo momento, in questo luogo, e con questo corpo, e che la grandezza sta nel coltivare il proprio sogno a prescindere dalle circostanze esterne.

Quando provi lo stesso dolore per anni, il dolore viene memorizzato nelle cellule, pertanto per provarlo non devi nemmeno più ricordarti l'evento passato.

La ripetizione di questi pensieri e di queste sensazioni perpetrati per anni, spinge il tuo corpo a rievocare la sensazione di dolore, senza che tu abbia un vero e proprio pensiero conscio o che tu te ne accorga.

A questo punto tu sei il ricordo di te stesso.

Per uscire da questo schema Makosh ti aiuta con l'autoipnosi, con esercizi per eliminare le emozioni negative quando insorgono, con visualizzazioni curative e molto altro, e di giorno in giorno, a volte apparentemente senza far nulla, scopro che, sotto il suo sguardo vigile, sto tessendo l'arazzo del mio destino. Un destino molto diverso da quello che stavo cucendo fino all'arrivo della fibro, e che con la comparsa di Virgilio nella mia vita, ho cominciato a scucire come faceva Penelope di notte con la sua tela.

IN ATTESA DI BEATRICE…

CAPITOLO 21

Ora mi trovo in un posto del paradiso che non saprei identificare…...Prima avevo l'impressione di salire sempre, ora mi trovo qui, ma non saprei davvero come collocarmi.

Il posto è bellissimo, mi trovo in un giardino pieno di fiori e piante colorate e profumate, abitato da molte specie diverse di animali, che convivono in modo pacifico perché non hanno più esigenze terrene.

Mi accolgono i gatti che ho avuto fin'ora e che adesso non ci sono più, ed insieme a tanti altri gatti arrivati da poco, come se si fossero dati un appuntamento, mi conducono ai piedi di un enorme arcobaleno, che scende da coltri di nubi rosa azzurre e argento, morbide ed avvolgenti da sembrare tendaggi.

Il sole dorato illumina tutto, ma la sua luce è calda e avvolgente, ma non troppo forte, cosicchè anche i miei occhi lo possono guardare in modo diretto.

Sinceramente non so dove andare, ma noto che i gatti mi fanno cenno di seguirli e mi sospingono dentro all'arcobaleno. Il luogo è molto accogliente e vi è una musica celestiale.

Penso: il posto giusto per incontrare Beatrice.

Ma per me cosa rappresenta?

Io non sono veramente Dante, era tutta una metafora e allora?

Mi guardo nelle goccioline di colore e vedo me stessa. Come d'abitudine, mi sistemo la frangia.

Attendo che appaia qualcosa o qualcuno, ma non succede nulla. Così mi metto seduta e aspetto. So che qualcosa deve succedere….Ma non so quando.

Dopo un bel po' di tempo, che non posso quantificare perché sono in Paradiso, e lì il tempo non equivale a quello terrestre, si crea nell'arcobaleno una piccola porta dorata, dalla quale esce la mia mamma, con indosso la camicia da notte che mi piaceva tanto, e i capelli biondi mossi che si muovono al ritmo dei colori.

Sorride, mi guarda con dolcezza ed è fiera di me, me lo comunica il suo cuore.

Indica con la mano un punto tra le nubi, e lì si crea una fontana colma di acqua purissima e zampillante; prende una grossa ciotola d'oro, la riempie fino all'orlo, e me la porge dicendomi:

"Guarda dentro, cosa vedi?"

"Vedo me stessa" le rispondo "Sono sana e felice, non ho preoccupazioni o rancori, basto a me stessa e mi voglio bene."

"Bene Figlia Mia" mi dice "è quello che speravo tu vedessi".

Questa è la fontana della Verità, e ci mostra i desideri più profondi e tormentati del nostro essere.

Solo pochi mesi fa, tu avresti visto qualcosa del nostro passato terreno insieme, e saresti rimasta legata a quell'immagine di sogno, dimenticandoti di vivere.

Ora invece vedi solo te stessa, così come sei, grazie al viaggio che dall'Inferno ti ha condotto in Purgatorio e da lì in Paradiso, ed il fatto che ora stai bene, dimostra che hai smesso di infierire con dolorosi ricordi su tutto il tuo essere, e che finalmente hai imparato a

"VIVERE DAVVERO
E NON A SOPRAVVIVERE."

"Torna sulla Terra e racconta la tua esperienza; anche chi ora è perso nelle tenebre, può ricominciare a vivere….Se solo lo vuole, incominciando ad amarsi, perché la forza dell'Amore è Dio e pertanto non ha limiti."

"*Oh quanto è corto il dire e come è fioco al mio concetto! e questo, a quel ch'i vidi, è tanto, che non basta a dicer poco. O luce etterna che sola in te sidi, sola t'intendi, e da te intelletta e intendente te ami e arridi!*

Quella circulazion che sì concetta pareva in te come lume riflesso, da li occhi miei alquanto circospetta, dentro da sé, del suo colore stesso, mi parve pinta de la nostra effige; per che 'i mio viso in lei tutto era messo.

Qual è 'l geometra che tutto s'affige per misurar lo cerchio, e non ritrova, pensando, quel principio ond'elli indige, tal ero io a quella vista nova: veder volea come si convenne

l'imago al cerchio e come vi s'ndiva; ma non eran da ciò le proprie penne: se non che la mia mente fu percossa da un fulgore in che sua voglia venne.

A l'alta fantasia qui mancò possa; ma già volgeva il mio disio e il velle, sì come rota ch'igualmente è mossa, l'amor che move il sole e l'altre stelle."

Dante Canto XXXII
Paradiso VV 121 145

LE GUIDE NEL VIAGGIO

VIRGILIO:

https://epienergetics.com/

LAO TSU:

DOUGLAS GATTINI

Direttore didattico di Shambala Shiatsu, Ente di Formazione. Ex Presidente della Federazione Europea Shiatsu. Ex Presidente della Federazione Italiana Shiatsu. Ex Presidente della Interassociazione Arti per la Salute. Membro del Consiglio dei Probiviri del Comitato Tecnico Scientifico delle Discipline Bionaturali della Regione Lombardia. Pratica Shiatsu dal 1979 ed ha studiato con i più importanti maestri di Shiatsu sia giapponesi che internazionali.

Shambala Shiatsu

Indirizzo: Via Jean Jaures, 9, 20125 Milano
www.shambalashiatsu.com
Telefono: 339 1884785118

YODA:

DOTT: ROBERTO BONO

Dott. in Scienze Motorie MassoFisioTerapista Terapista Riequlibrio Posturale ad Approccio Globale Raggi Method(R) Pancafit(R) Formazione completa Metodo Mézières Docente di Posturologia Raggi Method-Pancafit c/o varie Università Italiane Responsabile Scuola di Formazione in Tecniche di Riequilibrio Posturale ad Approccio Globale Raggi Method(R) Pancafit(R)

Trattamenti presso:
Postural Service Scuola professionale a Milano
Indirizzo: Via Giuseppe Cuzzi, 2, 20155 Milano MI
Telefono: 02 3925 7427

PACHAMAMA:

VITTORIA DIAMANTI

Esperta in crescita personale Life coach e Insegnante Heal Your Life Tiene sessioni di coaching individuali online e ha clienti in tutto il mondo. Ex Fibromialgica Ideatrice dei percorsi:119 "La Fibromialgia, secondo me" e "Diamanti in Quota Academy" Scrittrice dell'ebook "Le ricette del benessere" Il suo motto: "Ogni limite trasformato può diventare il tuo miglior talento" È proprio grazie a questa sua attitudine che ha saputo trasformare la sua Fibromialgia nel suo più grande punto di forza.

www.vittoriadiamanti.it
info@vittoriadiamanti.it

MAKOSH:

DOTT.SSA L. R.

Medico chirurgo Esperta in: Omeopatia, Omotossicologia, Discipline Integrate, Biorisonanza Metodo Bicom, Check Bioenergetico

SOMMARIO

Printed by Amazon Italia Logistica S.r.l.
Torrazza Piemonte (TO), Italy

53193750R00070